AF463486

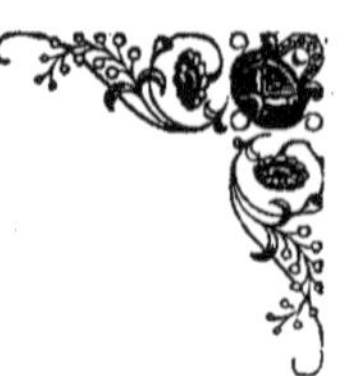

LES BAINS DE MER

DE SAINT-JEAN-DE-LUZ.

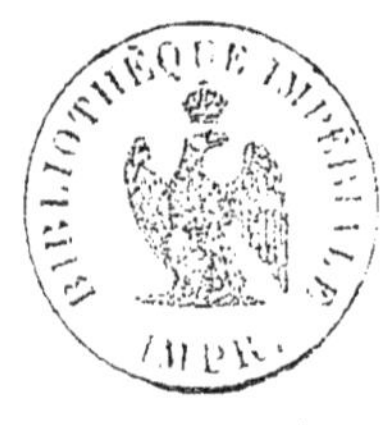

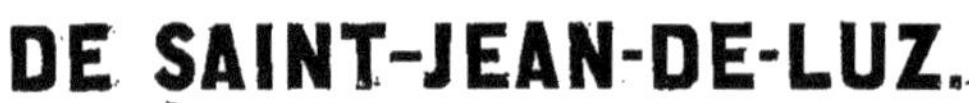

— Postillone! postillone! — Mylord! — Arrêtez le *coach!* arrêtez donc le *coach!* — Que veut Mylord? — Quelle est cette cité? — Cette cité, Votre Honneur, c'est Saint-Jean-de-Luz. — Yes, yes, oh! Sainte-Jean-de... de... Je voulais m'arrêter dans cette cité. Il est en France? — Oui, Mylord, à vingt kilomètres de la frontière d'Espagne. — Je ne voulais plus de kilomètres. Mettez-moi dans le plus bel hôtel de cette jolie endroit.

Mylord était riche, Mylord avait le *spleen*. En France, tous les Anglais qui voyagent sont millionnaires et ont le *spleen;* au moins l'assure-t-on imperturbablement. Mylord descendit donc dans le meilleur hôtel du pays avec l'intention de s'arrêter huit jours à Saint-Jean-de-Luz; et, voyez ce que c'est que les résolutions et la volonté dans notre pauvre espèce humaine, il y resta huit ans. La mort, la pâle mort, car la mort est toujours pâle, la mort seule put l'arracher au magnifique spectacle de cette jolie rade, de cette mer à l'aspect si calme, qu'elle semble être celle qui a inspiré à Barbier une de ses plus jolies iambes.

Hé bien ! pendant huit ans Mylord *** ne perdit pas de vue cette jolie plage au sable brillant. Pendant huit ans il ne perdit pas une des convulsions du géant qui vient mordre les digues de Saint-Jean-de-Luz et qui, si peu qu'il soit, enlevant tous les jours une parcelle des fortifications qu'on lui oppose, a déjà dévoré deux rues et un couvent, renversé toutes les digues qu'il a rencontrées et fait reculer, pied à pied il est vrai, mais enfin fait reculer l'ennemi assez orgueilleux pour se mesurer avec lui.

Aussi, à la seule vue du magnifique spectacle qui se déroule au regard, on peut à la rigueur comprendre qu'un voyageur s'arrête à Saint-Jean-de-Luz et ne veuille plus en sortir. Mais celui que nous avons vu s'y arrêter, joignait à cet amour du beau, à ce goût pour la nature grandiose et sublime, que nous pouvons posséder tous plus ou moins, un motif plus puissant. D'abord, la simple curiosité lui fit interrompre son voyage, puis une idée singulière lui traversa l'esprit et l'attacha sur les rives de la Nivelle.

Une idée? me direz-vous, d'un air incrédule. — Une idée, rien qu'une idée. — Et quand j'y songe moi-même, est-il bien possible qu'une simple idée puisse posséder si fort un homme, qu'il oublie son pays, ce qu'il aime et ce qui l'aime ? — C'est ma foi bien possible, me direz-vous ; et, à l'appui de ce dire, vous me citerez tant d'exemples, tant d'exceptions, puisqu'elles ont force de loi, vous emploierez si bien votre faconde, qu'il faudra bien que je me rende.

Là, vous voilà bien content ? Je suis à votre merci. Et cependant, je voulais.... Tenez ! N'avez-vous pas dit, en me faisant la seule concession que votre amour-propre puisse faire, n'avez-vous pas laissé échapper, dans la chaleur de la discussion, ce mot : « Il y a idée et idée ? » Mot à double but, argument à double effet, poignard à double lame, qui, s'il m'ouvre un chemin boueux, une espèce de trappe où je pourrais avoir l'imprudence de me précipiter pour échapper à votre dialectique, reste pour vous une fortification derrière laquelle vous vous retrancheriez si le hasard me fournissait un argument sans réplique pour rétorquer les vôtres.

Ainsi, suivant vous, il y a fagot et.... Non ! je veux dire idée et idée. — Halte-là ! Je vous arrête ! Idée et idée ! Oh orgueil ! oh présomption ! oh espèce humaine, voilà de tes détours ! oui de tes détours ! Idée et idée, c'est-à-dire : idée légitime et illégitime ; juste ou injuste, fausse ou vraie. Bon ! mais en admettant cela, qui de vous jugera, qui de vous condamnera cette pauvre idée qui va guidant la tête, entraînant le corps sur ce chemin rocailleux de la vie, jusqu'à ce qu'à la moindre pierre mal placée, idée, tête et corps viennent tomber sur le nez, ni plus ni moins que le philosophe du bon Lafontaine. — Salut, espèce humaine, trois fois salut ! Tu es grande, tu es belle, tu es noble à nulle autre pareille ; tu es enfin ! — Ciel, terre et mer, étoiles, soleil et même lune, tout a été créé pour toi : poissons, oiseaux et animaux qui habitent le sol ferme, tout t'appartient ; tu les domines, tu les domptes, tu les manges, quand ils ne te mangent pas. — Tu es sortie astre radieux de l'affreux imbroglio charivarique. Tu t'es posée en maîtresse absolue, et tu te dis depuis ce temps-là, parce qu'il n'y a personne pour te contredire : « Je suis infaillible ; je juge en dernier ressort. »

Alors tu cries hourra pour celui dont les bras nerveux secouent les colonnes du monde et ébranlent les empires, car il porte un haut témoignage de ta puissance ; hourra pour celui dont le pénible labeur t'apprendra à dominer un élément nouveau, car il travaille à ton profit. Et lorsque le matin, après boire, tu lis dans ton journal, et quel journal, bon Dieu ! les hauts faits de ceux qui travaillent à ton exaltation, tu t'étends nonchalante dans un large fauteuil bien rembourré ; et, pleine de toi-même, glorieuse du profit que tu tires de la nouvelle conquête, tu te caresses complaisamment l'abdomen.

Espèce humaine, tu n'es pas belle dans cette position et, je regrette de te le dire, c'est celle que tu affectionnes.

Mais si, après t'être regardée au miroir, tu vas au bord du vieil Océan, que de ta chambre l'on entend gronder, combien ne dois-tu pas rabattre de ta vanité ; et cependant, hautaine ! il te paie aussi son tribut ; mais il faut

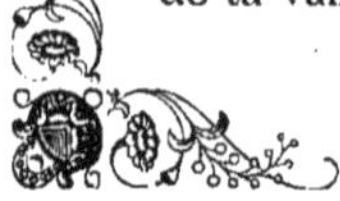

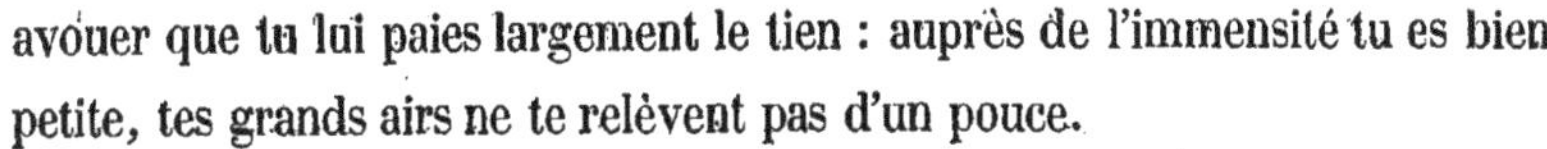

avouer que tu lui paies largement le tien : auprès de l'immensité tu es bien petite, tes grands airs ne te relèvent pas d'un pouce.

Mais au moindre revers funeste,
Le masque tombe, l'homme reste,
Et le héros s'évanouit.

Comment donc apprécier une chose aussi grave qu'une idée, si vous ignorez ce qui a pu la faire naître, sous quelle influence favorable ou pernicieuse elle a été conçue. Convenez que quand on songe aux mille petites choses qui nous poussent incessamment au bien ou au mal, à un but ou à un autre, à aimer ou à haïr, on est effrayé de sa fragilité propre dans les jugements que l'on porte sur les gens et sur les choses.

Voici, sans contredit, une magnifique rade, un beau pays et une jolie ville. Combien de gens trouveront la rade triste, le pays monotone, la ville déserte; et cependant cette ville déserte, peuplée à peine de 2,000 âmes y compris cette espèce de faubourg qui s'étend sur l'autre rive de son port et que l'on appelle Ciboure, possédait en 1718 une population de 4,800 habitants; et sa voisine, sa rivale, que j'ai bien mal à propos appelée son faubourg, en renfermait 3,000. Ce port où se balance une vieille embarcation abandonnée; ce port, dis-je, fut rempli de riches baleiniers dans un temps, de hardis et vaillants corsaires dans un autre. Chaque marée voyait s'animer cette rade de vaisseaux pesamment chargés, qui apportaient à Saint-Jean-de-Luz les richesses des mers polaires.

Tout cela vivait, s'agitait; le commerce et l'industrie prospéraient, peuplaient les rues et les quais d'une foule active et animée. Quelle main s'est tout à coup étendue sur cette ville, a paralysé commerce, industrie, navigation? Qui donc a dit à cette cité naissante : Tu n'iras pas plus loin! Peut-être bien peu de chose ; un de ces mille riens qui passent inaperçus pour nous et qui souvent changent la face des empires. Peut-être une idée que la plupart d'entre nous eussions jugée saugrenue et qui aura suffi pour trans-

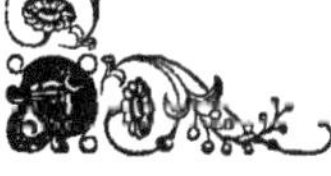

porter sur un point moins favorisé la richesse du *Petit-Paris* qui aujourd'hui ressemble tant à un petit Versailles.

Il ne faut pas en railler, une idée même saugrenue peut amener de bien grandes catastrophes. Regardez plutôt Ciboure, ce joli endroit qui se mire dans les ondes tranquilles du port. Retournez-vous vers Saint-Jean-de-Luz, la distance qui les sépare est bien courte. Du quai de l'un on serrerait presque la main d'un ami qui se trouverait sur le môle de l'autre. Eh bien ! cette séparation a failli devenir éternelle entre les habitants des deux rives de la Nivelle, à propos d'une idée. Oh ! mais celle-là je vous l'abandonne complètement, car elle est bien la plus triste, la plus fausse qui soit jamais entrée dans un cerveau humain.

En effet, une des idées les plus drôlatiques qui soit jamais venue meubler la cervelle d'un homme, est certainement la croyance aux sorcières, démons familiers, farfadets, etc. Et quoiqu'en 1609 elle n'eut rien de bien nouveau, même dans la terre de Labourd, puisqu'elle n'était pas neuve au temps de cette fameuse sorcière qui s'était imaginé d'avoir pour chaufferette la peau d'un pithon fraîchement écorché, elle vint tout à coup troubler les relations de bon voisinage qui unissaient Ciboure et Saint-Jean-de-Luz.

A cette époque, l'accusation de sorcellerie, dont nous rions de bon cœur aujourd'hui, menait à la prison d'abord, à la torture ensuite, puis enfin au bûcher, quand la justice humaine ne poursuivait pas ses victimes au delà du tombeau. Les archives de Saint-Jean-de-Luz en gardent la preuve. Or cette accusation, renvoyée de l'un à l'autre, causa des troubles en Labourd, qui ne se terminèrent pas sans que beaucoup de sang ne fût répandu. Les deux villes rivales prirent part à ces étranges disputes. Les choses s'envenimèrent à ce point que chacun courut aux armes et se prépara au combat. C'en était fait de l'un ou de l'autre parti, lorsque M. de Gourgues, conseiller au parlement de Bordeaux, interposa son autorité et parvint à apaiser les parties belligérantes qu'il réconcilia, et engagea à construire un couvent de Récollets en signe de réconciliation. C'était renvoyer les parties dos à dos, moyennant les frais du procès. Le couvent existe encore : c'est celui que l'on voit sur l'île qui sépare Ciboure de Saint-Jean-de-Luz.

Si maintenant vous avez du goût pour les étymologies, ce vaste champ où les savants voyagent en pleine nuit, un lumignon à la main, sans jamais se rencontrer dans leur chemin tortueux, vous saurez que Saint-Jean-de-Luz s'appelait en latin *Luisium*, ou *Fanum Sancti Joannis Luisii*, et en basque *Donibanec*. Nous avons dit plus haut qu'en 1558 c'était une puissante cité; voici ce que l'on trouve dans un livre fort peu lu, et pour cause, (*Nouvelle Chronique de Bayonne* publiée en 1828) : « Un auteur espagnol », « dit le chroniqueur, qui écrivait en 1559, dit ce qui suit : « Saint-Jean-de-« Luz est la première ville de France en entrant par le Guipuzcoa, *que les « rois de France ont toujours fort ménagée*, parce que les habitants sont « très-belliqueux, particulièrement sur la mer ; leurs nombreux corsaires « attaquent et pillent jusqu'aux vaisseaux qui reviennent des Indes. Enri-« chis par les prises qu'ils ont faites dans les temps passés, ils ont orné leur « ville de superbes édifices. Il y a peu d'années que, poursuivant le cours « de leurs déprédations, ils attaquèrent un domaine du roi d'Espagne sur « la route des Indes ; après l'avoir pillé et livré aux flammes, ils en ame-« nèrent tous les habitants prisonniers. »

Cette force et ce courage des corsaires de Saint-Jean-de-Luz sont inhérents au caractère basque, ce peuple qui n'a pas d'histoire, semble ne pas avoir d'origine, et dont l'idiome n'a aucune analogie avec les autres langues. En effet, l'étranger qui visite Saint-Jean-de-Luz doit être frappé de la différence des mœurs, du langage et des habitudes avec celles des autres races qui habitent le territoire de la France. Ici s'ouvre un vaste champ à ses observations philologiques et physiologiques. L'extrême moralité des Basques n'est pas pour lui le moindre sujet d'étonnement. Mais il est facile de s'en rendre compte : il ne s'agit pour cela que de jeter un coup d'œil sur les institutions politiques qui les ont gouvernés.

Ce n'est pas seulement le pays Basque français qu'il faut étudier; ce n'est ni dans le Lampourdan, ni dans la Basse-Navarre, ni dans la Soule qu'il faut chercher les traces des institutions auxquelles ils doivent leurs vertus; c'est en Espagne que ces admirables lois sont conservées, quoiqu'un peu bien écornées par l'envahissement du pouvoir central.

Nos Basques français sont évidemment les frères des Basques espagnols; c'est la même langue, la même race. Une division arbitraire des deux royaumes, une ligne frontière tracée sur une carte d'après les inspirations de la politique offensive et défensive, a coupé en deux un pays, divisé un peuple jusque-là compacte, et, en le jetant sous des lois différentes, a donné à chaque fraction, des intérêts, un but nouveau et diamétralement opposés.

Le hasard a voulu que la plus grande partie du peuple basque soit restée espagnole et qu'elle ait conservé ces priviléges communaux qui en font des hommes si supérieurs à leurs voisins.

Une des choses les plus remarquables, lorsqu'on observe attentivement les Basques, c'est sans contredit le soin avec lequel ils ont conservé leurs anciennes coutumes. Vous parcourrez en tout sens leurs montagnes, et nulle part vous ne trouverez la trace de la domination étrangère. Ni Carthage, ni Rome, ni Charlemagne, ni Euric n'imprimèrent sur leurs fronts la trace de leur cothurne. Retirés dans les montagnes, entourés de tous côtés d'ennemis cupides qui les soupçonnaient de posséder de grandes richesses, ils surent faire respecter leur territoire et s'acquirent la réputation justement méritée de vaillants soldats.

C'est à cette circonstance sans aucun doute qu'est due l'obscurité qui enveloppe leur histoire. Sont-ils les restes de ces premiers habitants de la Péninsule qui cherchèrent dans les montagnes un refuge contre la domination latine? Sont-ils les restes d'une de ces populations qui, parties du Caucase, sont venues s'établir en Occident? Nul ne le sait, et les historiens que l'on pourrait consulter à cet égard ne font valoir que des raisons assez puériles en faveur de leurs nombreuses opinions.

Strabon, l'inépuisable géographe, que l'on consulte invariablement lorsque l'on veut poser un jalon dans le chemin obscur de l'histoire ancienne, Strabon est muet ou à peu près sur le compte des *Vascones*.

Cependant, dans l'origine, il semble que les Basques désignés sous les noms de *Austrigons, Caristes* et *Vardules* habitaient la partie du golfe de Biscaye que les Celtes appelèrent Kent-Aber, ce qui fut la cause qu'ils furent désignés sous le nom générique de *Cantabres, ceux qui habitent le coin de l'onde* (le golfe).

Je ne voudrais pas cependant garantir ces étymologies, car les autorités que je pourrais citer à l'appui sont contredites par beaucoup d'autres, et je ne voudrais pour rien au monde m'attirer la haine des dissidents. Je sais trop ce que je dois au docte aéropage et aux satellites qui se groupent autour de lui, pour rien faire qui puisse être désagréable à l'une ou à l'autre opinion ; et puis, Boileau a dit :

Tant de fiel entre-t-il dans l'âme des dévots ?

Dévots et savants, c'est ici la même chose : les uns et les autres sont parfaitement persuadés de leur infaillibilité.

Quant aux institutions qui régissent encore les trois provinces Basques espagnoles, on en trouve les traces avant l'invasion romaine ; elles étaient alors générales dans la Péninsule. C'est la commune libre, affranchie et ne relevant que d'elle-même, une République en un mot. C'est ce qu'on appelait les *Bahalats* avant l'apparition des latins et ce qui, j'en demande bien pardon à quelques historiens, ne signifie en aucune manière une souveraineté.

Ce serait aussi une grave erreur de croire que ces institutions fussent dues aux Phéniciens. Il est probable qu'ils les trouvèrent établies et les appliquèrent aux colonies qu'ils formèrent en Espagne.

Sagonte et Numance jouissaient de ces institutions, et la Péninsule entière y a été soumise. Il est juste d'ajouter que, tant qu'elles ont existé, les peuples ont été riches, heureux, et que la démoralisation et le paupérisme, qui en est la conséquence immédiate, n'ont commencé qu'avec leur destruction.

Quant à leur langue, elle s'est conservée intacte comme leurs lois, comme leurs mœurs, et si l'on voulait la dépouiller des mots qu'elle a empruntés aux autres idiomes, pour désigner des choses qui étaient inconnues à leur simplicité de montagnard, on arriverait sans nul doute à la reconstituer dans sa pureté originaire et à en faire un auxiliaire puissant pour reconstruire l'histoire des anciennes coutumes de ce peuple.

Mais revenons aux Basques français dont les habitants de Saint-Jean-de-Luz font partie. Si nous fouillons dans leur histoire, nous trouvons des ducs de Vasconie, sans que cependant il soit dit si ces ducs exerçaient un autre pouvoir sur les Basques français que celui qu'exerçaient en Espagne sur les Basques espagnols les rois de Castille ; pouvoir fort limité et qui n'avait aucune influence sur leur Constitution ; titre banal qui n'entraînait même pas les plus simples devoirs du vassal envers son seigneur.

Quoi qu'il en soit, voici les noms que l'on trouve dans leur histoire ornés du titre de duc de Vasconie :

Genialis leur fut imposé par un traité qu'ils célébrèrent avec Thierry et Théodobert. C'est le premier duc qui apparait dans l'histoire. Amand semble être le troisième. Cependant il est à remarquer qu'il pourrait bien y avoir confusion et que le mot Vasconie pourrait bien désigner la Gascogne, c'est-à-dire, tout ce qui constituait au temps des Romains le territoire de la Novempopulanie. On trouve encore cité, comme duc de Vasconie, un Harimbert qui défendit, dans la vallée de *Subola*, contre Dagobert, le territoire basque ; puis apparait un duc nommé Amand, qui prêta serment au même Dagobert. Enfin l'on arrive à Loup Ier, *qui étendit fort la puissance de son duché*. Cependant, à mesure que l'on avance, il semble que la lumière se fait, et l'on voit bientôt figurer à côté de ce titre de duc de Vasconie, celui de duc de Gascogne.

C'est en effet les Gascons, non les Basques, qui se soumettent à Pepin-le-Forestier. Ces derniers ne sont pas compris dans les domaines que Hunold tenait à titre de fief de Charles-Martel et, lorsque celui-ci poursuivit Hunold, ce dernier se retira sur les domaines de Loup II que les historiens décorent du titre de duc de Vasconie. Avant Loup II et Hunold, nous devons enregistrer un autre nom, c'est celui de Henry-Stan ou Remistain, troisième fils d'Eudes.

Lorsque les Basques battirent à Roncevaux l'armée de Charlemagne, ils étaient conduits par Loup III. Plus tard, après le supplice de ce dernier, la Vasconie fut partagée entre Altergarius, qui prit le titre de comte des Marches de Vasconie, Loup-Sanche, qui prit le titre de comte de Gascogne, et Adalaric, qui prit le titre de duc de Vasconie.

C'est ce dernier qui battit Chorson, duc de Toulouse, le fit son prisonnier et attaqua Louis-le-Débonnaire dans les défilés de Roncevaux.

A Adalaric succède Scimin, que les Basques destituèrent et qu'ils remplacèrent par Garsimir, auquel succéda Loup-Centule, qui continua la guerre et, suivant les historiens, battit, dans les défilés des Pyrénées, le comte Ebles et Aznar. C'est ce même Aznar qui fonda le comté d'Aragon et que les historiens qui ne connaissent pas la charte du monastère d'Alaon prétendent être le fils ou le petit-fils d'Eudes, duc d'Aquitaine.

Nous voyons encore figurer un Sanche, puis un Aznar, comme vicomte de Soule, de 812 à 845. Ce dernier est, suivant les historiens, le fils de Vaudrigisile et de Marie, fille d'Aznar, comte de Jaca.

Il serait bien long de suivre le fil de notre histoire dans ce labyrinthe de titres qui changent, qui se partagent sans cesse, d'opinions toutes dissidentes, de dates plus ou moins fabuleuses. Revenons à nos Basques, beaucoup plus intéressants que ceux qui prétendaient les gouverner et ne faisaient servir leurs vertus qu'au plus grand profit de leurs vices particuliers.

Les Maures ne subjuguèrent pas plus les Basques que ne l'avaient fait les Phéniciens, les Romains, les Suèves et les Goths. Quant à leur Ducs, il est

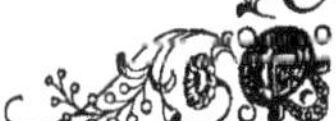

fort probable qu'à part un tribut militaire, jamais ils ne leur imposèrent de lois. On peut donc les considérer plutôt comme des alliés marchant sous la même bannière, que comme des vassaux suivant leur seigneur. Au reste, les vallées et les provinces qui les avoisinaient avaient à cette époque des institutions identiques à celles qui les régissaient. Les forts d'Aspe, de Mont-de-Marsan, d'Acqs et de Bigorre sont venus jusqu'à nous, et par leur analogie avec les *fueros* navarrais, guipuzcoans, alavais et biscayens, en sont la preuve irrécusable.

C'est au milieu de cette population, qui n'a subi aucune espèce de vasselage, aucune domination étrangère, partant à qui personne n'a imposé une civilisation différente à celle que chaque peuple se fait dans la marche qu'il suit à travers les siècles, que l'étranger qui arrive à Saint-Jean-de-Luz se trouve tout-à-coup transporté. Ce n'est certes pas un petit attrait que d'avoir à observer au temps où nous sommes des coutumes, des lois, une langue primitives, qui ont suivi le chemin le plus simple, celui que ses générations se sont léguées, qui n'a pas été faussé par les habitudes de luxe qui font tout notre orgueil, nous charment par dessus tout dans la civilisation française, et que nous avons la prétention d'imposer au monde entier, avec le spécimen des laborieuses inventions de nos modistes et de nos tailleurs parisiens.

Si nous passons maintenant à l'histoire particulière de Saint-Jean-de-Luz, après l'époque de sa puissance commerciale et maritime, il en est une autre que nous ne pouvons taire; c'est du mariage de Louis XIV qu'il s'agit ici. Déjà, en 1615, l'infante Anne d'Autriche avait traversé cette ville lorsqu'elle vint épouser Louis XIII. Elle ne devait revoir son frère et la cour au milieu de laquelle elle avait été élevée, qu'une seule fois : ce fut à Saint-Jean-de-Luz, à l'occasion du mariage de son fils.

Louis XIV régnait sous la raison sociale Mazarin et Comp[e]; il grandissait et était d'autant plus en âge de se marier, que son mariage pouvait donner la paix à la France qui n'en pouvait mais, si bien que le cardinal ministre com-

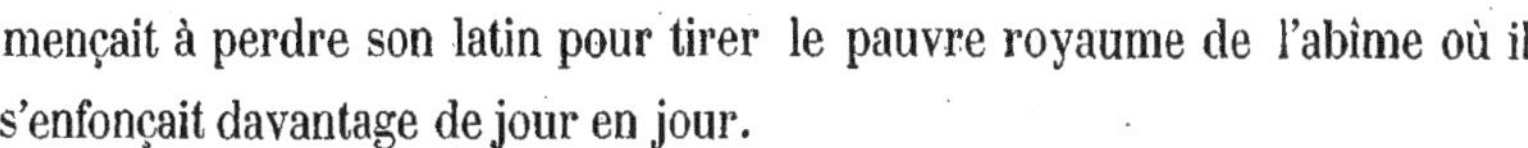

mençait à perdre son latin pour tirer le pauvre royaume de l'abîme où il s'enfonçait davantage de jour en jour.

La guerre avec l'Espagne ruinait la France sans profit ; il fallait à tout prix la terminer. La diplomatie se mit en campagne, et afin d'obtenir la main de l'infante d'Espagne, on demanda celle de Marguerite de Savoie, dont le rôle dans toute cette affaire ressemble étrangement à une mystification. C'est à Lyon que s'exécutait l'intermède politique du cardinal-ministre, lorsque Don Antonio Pimentelli se mit en route pour Paris où il arriva sans débotter. L'Espagne tombait dans le piége et nous ouvrait les voies au traité le plus avantageux qui fut fait sous le règne de Louis XIV.

Si vous vous approchez de la frontière ; si de Béhobie vous jetez un coup d'œil vers le bas de la Bidassoa, vous verrez à quelques centaines de mètres un petit morceau de terre dont la marée enlève tous les jours quelques bribes et qu'elle recouvre souvent. C'est l'*Ile des Faisans,* le lieu où se débattirent les cent vingt-quatre articles du traité des Pyrénées ; où pendant trois mois le cardinal Mazarin et Don Luis de Haro luttèrent de ruse, de ténacité, et déployèrent toutes les filandreuses ressources de la diplomatie.

Pendant que Son Eminence rendait à la France le dernier service qu'elle devait lui rendre ; pendant que le traité de l'île des Faisans nous confirmait la possession d'Arras, de Béthune, de Sens, du comté de Saint-Paul, de l'Artois ; que Gravelines, Beaubourg, Saint-Venant, Landrecies, le Quesnois, Thionville, Montmédi, Dampvilliers, Ivoy, Chavancy, Marville, Bergues et La Bassée devenaient françaises ; pendant que Conflans, le Roussillon passaient définitivement nos frontières et que Mazarin qui s'en allait mourant préparait le siècle du roi soleil, celui-ci pleurait ses amours éphémères avec Marie de Mancini. Au reste, le traité des Pyrénées était comme la boîte à Pandore : il nous donnait la paix, l'infante, la succession d'Espagne et M. de Condé, tant il est vrai qu'il n'y a pas de roses sans épines.

Mazarin, dit le spirituel chroniqueur de l'Œil-de-Bœuf, partit de Fontainebleau en juillet 1659; soixante personnes de qualité l'accompagnaient; on y remarquait les archevêques de Lyon et de Toulouse, Grammont, Clairambault et Villeroi. Il était escorté par cent mousquetaires et deux cents fantassins; seize pages, trente écuyers, cent cinquante domestiques formaient sa suite. Sept carosses et quarante chevaux de main étaient réservés pour Son Eminence, huit lourds chariots de bagages terminaient ce cortège vraiment royal; et cependant ce n'était que le prélude, que l'avant-garde de cette cour brillante que l'on s'est plu à regarder comme pauvre et dénuée de tout, et qui cependant, tant à Saint-Jean-de-Luz qu'à son retour à Paris, étalait sur ses habits de drap d'or des torrents de pierreries. Le roi lui seul en portait le jour de son entrée dans la capitale pour une valeur de sept à huit millions.

La suite de Don Luis de Haro n'était pas moins magnifique. Ce superbe seigneur s'avançait de l'autre côté de la frontière vers Fontarabie, escorté de deux cent soixante gardes à cheval portant sa livrée, ce qui balançait en nombre, sinon en magnificence, les cent mousquetaires de Son Eminence; huit trompettes vêtus de velours vert précédaient la litière du ministre espagnol, entourée par une brillante suite d'officiers vêtus de velours vert galonné d'or; enfin quinze carrosses remplis de gentilshommes et de prélats accompagnaient le plénipotentiaire.

Le 28 mai 1660, Philippe IV arriva à Saint-Sébastien. Le 29, les deux cours se réunirent à Saint-Jean-de-Luz, où l'on montre encore les logis que chacun occupa.

Saint-Jean-de-Luz fut pendant plusieurs jours émaillé des costumes les plus brillants. Ce n'était sur tous les pourpoints que pierreries, dentelles d'or et d'argent, brocards sur lesquels ruisselaient des flots de rubans aux brillantes couleurs; sans compter les riches harnais de luxe et de guerre des gentilshommes du roi, des mousquetaires de Son Eminence, et ses équipages particuliers dont les housses richement brodées excitaient la convoitise des bons pères théatins qui les trouvaient assez riches pour orner leur temple.

C'est pour cela que Saint-Jean-de-Luz, comme souvenir de tant de somptuosité, garda, et avec juste raison, le titre de *Petit-Paris*.

La cour reprit la route de Bayonne le 15 juin, comme la cour espagnole avait repris le chemin de Madrid. Si bien que les rues du *Petit-Paris*, qui avaient retenti des bruyants éclats des jeunes seigneurs tout chamarrés, restèrent désertes et d'autant plus tristes qu'elles avaient été joyeuses. Tout au plus si l'on y entendit l'écho de quelque violon indigène grinçant sur sa chanterelle ce refrain si populaire qui, je n'en doute pas, fut composé à cette occasion :

Allez-vous-en, gens de la noce, etc.

Auprès de ces souvenirs historiques, Saint-Jean-de-Luz doit placer celui des hommes utiles à la France qui ont illustré leur pays natal. Nous nommerons tout d'abord les Dolhabaratz, l'un qui fut lieutenant-général des gardes-côtes, l'autre brigadier des armées navales ; puis viennent les Lohobiague, de Larzon, Sopite, Joannis de Haraneder et Jean de Chibau. Un grand nombre de noms nous échappe, et c'est avec regret que nous ne pouvons les inscrire ici. Que ceux de nos lecteurs qui aiment les aventures et les hauts faits demandent eux-mêmes aux habitants de Ciboure et de Saint-Jean-de-Luz quelques récits des exploits de leurs vaillants corsaires. Ils auront l'avantage de les entendre dans un langage pittoresque que nous ne saurions reproduire.

Maintenant, aimable lecteur, si vous le permettez, allons prendre un bain sur cette charmante plage, et y admirer une des plus jolies vues qu'il soit possible d'admirer.

Voici d'abord l'ancien fort de Sainte-Barbe, qui ferme la rade à droite ; à gauche, cette grande montagne qui domine la ville, est La Rhune dont la base puissante s'appuie d'un pied en Espagne, de l'autre en France. Maintenant, si vous regardez devant vous, le plus magique tableau se déroule à vos yeux. C'est d'abord le fort du Socoa, qui termine le premier plan de collines sur lesquelles s'appuie à l'autre extrémité Ciboure; puis, derrière, les montagnes d'Espagne, le vieux pic des *Trois-Couronnes* et les escarpements de la côte Cantabrique, qui plonge dans la mer et se perd à l'horizon dans la vapeur. Ne perdez pas un coucher de soleil à Saint-Jean-de-Luz, vous négligeriez de voir une chose que vous ne verrez que là; le panorama que nous venons de décrire se détache alors sur un ciel embrasé, et les derniers rayons du jour colorent la baie de mille couleurs variées qui se jouent et scintillent au bout des flots. . . . .

Maintenant que nous avons fait l'état des lieux à Saint-Jean-de-Luz, faisons connaissance avec les personnes qui ont droit à notre reconnaissance de baigneur.

La première que j'ai l'honneur de vous présenter est tout naturellement le propriétaire des bains, M. Miéjeville, dont le caractère entreprenant et l'activité dévorante sont venus à bout de toutes les difficultés qui se présentent au commencement de tout établissement. Il est le premier qui ait osé risquer ses fonds à l'aventure sur la plage de Saint-Jean-de-Lùz. Le baigneur qui met le pied sur son territoire devient pour lui le sujet de toutes sortes de prévenances aimables qui font qu'au départ chacun va lui serrer cordialement la main avec l'intention bien formelle de revenir le voir à la saison suivante. Il fut puissamment aidé par les membres de la Commission des bains en général, et en particulier par MM. Goyenèche, maire de Saint-Jean-de-Luz, Dathané aîné et Lyssardy, ses adjoints, par M. le docteur Dop, et par M. Haramboure, juge de paix, qui n'a reculé devant aucun sacrifice personnel et à qui appartient l'idée première de l'établissement des bains de mer.

Ah! pour le coup, voilà une idée que personne ne discute et que tous approuvent sans examen. Cependant, je gagerais volontiers que quelque caractère mal fait y trouverait sujet à discussion, comme à l'idée de ce Mylord dont nous avons parlé en commençant. — Comment! vous ne vous rappelez pas cette idée qui a été sur le point de nous brouiller ensemble ? — Vous ne vous souvenez pas? — Ah ! c'est pardieu vrai, j'ai oublié de vous le dire. Hé bien ! voici le fait en deux mots.

Figurez-vous que ce gentleman s'était promis de rester à Saint-Jean-de-Luz jusqu'à ce que l'Océan n'y ait plus laissé qu'une maison, celle qu'il habitait, l'hôtel Saint-Etienne, qui, située à l'entrée de la ville, est une des plus élevées au-dessus du niveau de l'Océan.

Malheureusement pour lui et heureusement pour nous, Saint-Jean-de-Luz a résisté plus aux vagues de la plage que lui aux flots qui battent incessamment en brèche notre frêle existence, et contre lesquels nous allons demander le secours des premières. Le monde est ainsi fait : ce qui nuit aux uns profite aux autres et, Dieu merci, nous nous efforçons tous d'être dans cette dernière catégorie.

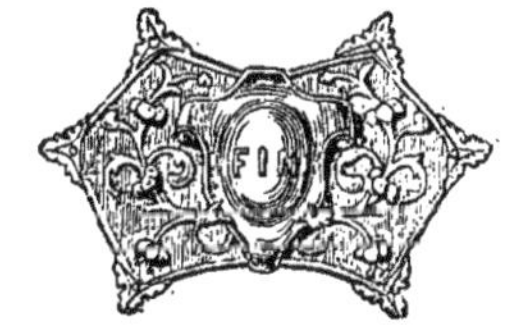

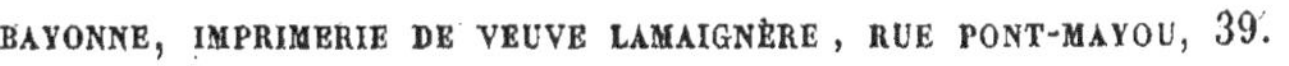

BAYONNE, IMPRIMERIE DE VEUVE LAMAIGNÈRE, RUE PONT-MAYOU, 39.

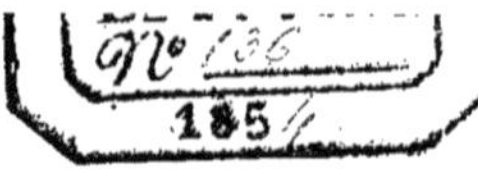

LISTE DES SOUSCRIPTEURS.

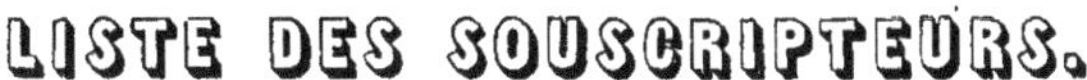

MM. BASTARRÈCHE (P.), négociant, à Ciboure.
BERRAU, vicaire, à Saint-Jean-de-Luz.
BERTRAND (A.), architecte, à Bayonne.
Mme BOUVIER (Al.), à *Trablaine*, près Saint-Étienne (2 exemplaires).
MM. BRADSTREEDE (Ed.), propriétaire, à Saint-Jean-de-Luz.
BROQUEDIS, à Bayonne.
CASA-SARRIA (le comte de), au château de *Gaillat*, près Bayonne.
CASSAIGNE (J.), jeune, à Bayonne.
CLAVERIE (F.), à Saint-Jean-Pied-Port.
DOP, docteur-médecin, à Saint-Jean-de-Luz.
DARDAMBOURE, négociant, à Ciboure.
DAGIEU, capitaine de navire, à Saint-Jean-de-Luz.
DATHANÉ (Dom.) aîné, 1er adjoint du maire, à Saint-Jean-de-Luz.
Mme DASCONAGUERRE (Ve, Prospérine), à Saint-Jean-de-Luz.
MM. DARGAGNARATZ (Al.), marchand, à Saint-Jean-de-Luz.
DIZAC, marchand tailleur, à Bayonne.
D'ORNALDÉGUY (le contre-amiral), à Saint-Jean-de-Luz.
ELISSONDO, curé, à Ciboure.
ETCHEVERRY (Paul), entrepreneur, à Saint-Jean-de-Luz.
GARCIA DE QUEVEDO (Juan), à Bayonne.
GARAGORRI (J.-M. de), à Bayonne.
GANDARATZ, notaire, à St-Palais.
GAUDIN (Martin), marchand, à Saint-Jean-de-Luz.
GILLET, avocat, à Bayonne.
GUY, à Lyon.
HENRI, à Bayonne.
MM. HUGART, propriétaire, hôtel *St-Etienne*, à Saint-Jean-de-Luz.
HIRIART (J.-B.), marchand de vins, à Saint-Jean-de-Luz.
JAGNÈS, négociant, à Saint-Jean-de-Luz.
Melle JUNCA (Sophie), à St-Jean-de-Luz.
MM. LABASTE (Michel), pharmacien, à Saint-Jean-de-Luz.
LABORDE, à Bayonne.
LAHIRIGOYEN-GARAT (Ch.), à Bayonne.
LAGES (Gust.), à Bayonne.
Melles LAFFITTE sœurs, marchandes, à Saint-Jean-de-Luz.
MM. LANNE (H.), à Bayonne.
LARRÉGUY (Michel), capitaine au long-cours, à Saint-Jean-de-Luz.
LARRALDE, docteur-médecin, à St-Jean-de-Luz.
LEREMBOURE (H.), avocat, à Bayonne.
MACHET, pharmacien, à St-Jean-de-Luz.
MARTIN (Adrien), à Bayonne.
MENDIONDE, 1er vicaire, à Saint-Jean-de-Luz.
MONSÉGU, à Bayonne.
MOREL (Gustave), à Bayonne.
NOGUÈS (Pierre), capitaine au long-cours, à Saint-Jean-de-Luz.
PANNIER-HERARD, à Pau.
PETIT (Henry), notaire, à Saint-Jean-de-Luz. (2 exemplaires.)
RIVET fils (Henry), négociant, à Saint-Jean-de-Luz.
REY (Eugène), employé des cont. indirectes, à Saint-Jean-de-Luz.
SERRES (J.-L.), à Saint-Esprit.
SERRES, percepteur communal, à Saint-Jean-de-Luz.
SERRES, liquoriste, à Bayonne.

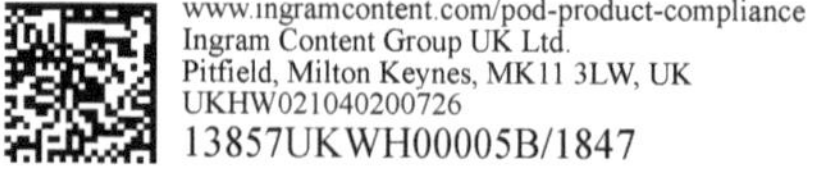
www.ingramcontent.com/pod-product-compliance
Ingram Content Group UK Ltd.
Pitfield, Milton Keynes, MK11 3LW, UK
UKHW021040200726
13857UKWH00005B/1847

9 782012 949850